I0766189

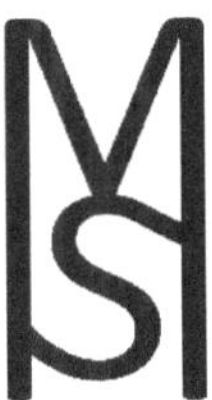

MEDITATION
Entspannung und Fokus

Wie Sie Ihre innere Ruhe finden, Lebensenergie schöpfen und disziplinierter werden. Meditationsübungen für Gelassenheit und Selbstheilung

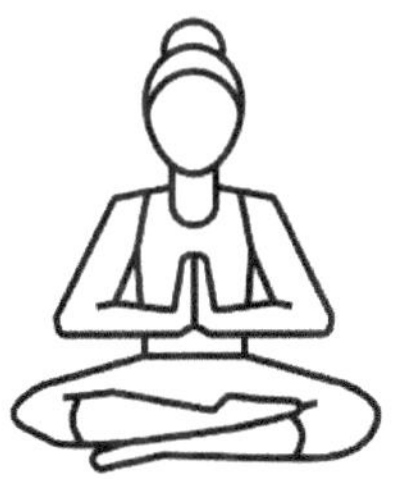

Marianne Springwasser

Inhalt

Was bedeutet Meditation?

Das Wort „Meditation" kommt aus der lateinischen Sprache. „Meditatio", abgeleitet von „meditari", bedeutet so viel wie „Überlegen, Nachsinnen oder Nachdenken". Mit entsprechenden Konzentrations- wie Achtsamkeitsübungen soll es möglich sein, dass sich unser Geist beruhigt und sammelt.

Meditation bedeutet letztlich ein konzentriertes Nachdenken sowie auch ein Überlegen über ein im Vorfeld gewähltes Thema.

Wieso man meditieren sollte? Mit der Meditation kann man seine Gesundheit verbessern. So werden durch regelmäßige

Meditationsübungen Angst, Depressionen wie belastende Gefühle gemindert. Durch das Meditieren senkt man Blutdruck und Puls und kann in weiterer Folge auch das Immunsystem stärken. Des Weiteren wird Stress reduziert. Selbst bei chronischen Krankheiten ist es ratsam, in regelmäßigen Abständen Meditationsübungen durchzuführen.

Sie werden relativ schnell bemerken, dass Sie nicht nur leistungsfähiger werden, sondern auch Ihre Lebensfreude zunehmen wird. Denn das Meditieren lindert psychische Symptome, bringt Ihre Gedanken zur Ruhe, sodass Sie gelassener werden und wieder Ihre innere Mitte finden, die Sie vielleicht verloren geglaubt haben.

Zudem hilft die Meditation auch bei Kindern. Sie können sehr wohl mit Ihrem Nachwuchs ein paar Meditationsübungen ausprobieren - Sie werden überrascht sein, dass auch unruhige Kinder, die keine fünf Minuten still am Stuhl sitzen können, ruhiger werden, wenn sie meditieren. Wichtig ist nur, dass Sie Ihr Kind begleiten und nicht „alleine auf Reisen" schicken. Denn das Kind braucht Sicherheit - vor allem zu Beginn.

Tipps und Übungen für Anfänger

Aller Anfang ist schwer. Doch Sie haben bereits den ersten Schritt in die richtige Richtung getan, weil Sie sich dieses Buch gekauft haben. Nun geht es darum, mit ein paar Tipps und Übungen in den Themenbereich der Meditation vorzudringen.

Welche Vorbereitungen sind zu treffen?

Zu Beginn geht es um die Schaffung eines geeigneten Meditationsplatzes. Denn es ist wichtig, ungestört sowie in Ruhe meditieren zu können. Es hat absolut keinen

Sinn, wenn man stets aus seiner Konzentration gerissen wird.

Um also den für sich perfekten Ort zu finden, sollten Sie nachfolgende Vorbereitungen treffen.

Die Wahl der richtigen Meditationsposition

Traditionell meditiert man mit einem Meditationskissen am Boden. Die Position, die man wählt, bleibt einem selbst überlassen. Sie können sich - je nach Gemütlichkeitsfaktor - im Schneider- oder Lotussitz oder etwa auch auf Ihren Knien positionieren. Zu Beginn mag vor allem das Knieen eine Herausforderung sein, weil das oft als gewöhnungsbedürftig oder auch schmerzhaft wahrgenommen wird.

Wichtig ist nur, dass Sie sich nicht anlehnen. Ihre Sitzhaltung sollte immer bequem und gelöst sein, da es ansonsten ausgesprochen schwierig werden kann, mehr als zehn Minuten in der gewählten Sitzhaltung zu verbleiben. Also das Kissen derart verwenden, sodass Sie kein Schmerzen bekommen.

Das Festlegen einer bestimmten Tageszeit

Ein weiterer Punkt, der gerne unterschätzt wird, aber einen enormen Einfluss auf das tägliche Meditieren hat: Sie brauchen eine im Vorfeld festgelegte Tageszeit, da Sie sonst keine Routine entwickeln. Die Meditation muss zur Gewohnheit werden. Nur dann wird man auch Tag für Tag seine Meditationsübungen durchführen.

Am Anfang kann es für einen selbst schwierig sein, die passende Zeit zu finden. Das macht gar nichts. In den ersten Tagen kann man hier einfach ausprobieren. Bemerken Sie, dass Sie in der Früh nicht die notwendige Zeit wie Ruhe finden, können Sie auch einmal am Nachmittag eine Meditationsübung planen. Finden Sie Ihr persönliches Zeitfenster - hier gibt es keine Vorgaben.

Richten Sie einen festen Platz ein, an dem Sie sodann Ihre Meditationsübungen abhalten können

Der Platz sollte sauber sein und Ihnen gefallen. Wichtig ist, dass es wenige Einflüsse von außen gibt. Das heißt, man sollte sich im Vorfeld überlegen, ob es eventuell Störfaktoren gibt, die die Meditationsübungen beeinflussen bzw. dafür sorgen, dass Sie sich gar nicht erst so richtig konzentrieren können. Neben Geräuschen zählen auch Gegenstände hinzu, die als störend empfunden werden können.

Man muss übrigens nicht in seinen eigenen vier Wänden meditieren, sondern kann sich einen Ort in der Natur suchen oder mitunter auch im Garten einen Platz einrichten. Jedoch ist es zu Beginn ratsam, wenn man auch einen Platz in der Wohnung bzw. im Haus hat. Denn im Garten kann man vom Nachbarn angesprochen werden oder ein Hund bellt; in der Natur besteht die Gefahr, dass der Platz bereits von anderen Personen beansprucht wird.

Übrigens sollten Sie - wenn man schon von störenden Gegenständen spricht - dafür sorgen, dass das Smartphone im Flugmodus oder lautlos ohne Vibrationsmeldung ist. Denn Anrufe oder WhatsApp- wie Facebook-

Benachrichtigungen, die mit Ton oder Vibration auf sich aufmerksam machen, sind genauso störend wie der Nachbar in seinem Garten, der ständig fragt, was Sie gerade machen.

Eine Erinnerung stellen

Wenn man meditiert, kann man schon einmal die Zeit vergessen. Aus diesem Grund ist es ratsam, dass Sie sich einen Wecker stellen, der Sie sodann aus Ihrer Übung holt. Zu Beginn ist das bei den anfänglichen Atemübungen noch nicht wichtig, jedoch dann, wenn man sich mit den Minutenübungen, so beispielsweise dem fünfminütigen Meditieren befasst, erforderlich. Nur wenn man nach einer bestimmten Zeit aus der Meditationsübung geholt wird, weiß man auch, wann die Zeit abgelaufen ist.

Jetzt die richtige Sitzhaltung einnehmen

Sie sitzen gerade auf Ihrem Stuhl und lesen das Buch? Nun halten Sie Ihre Beine im rechten Winkel gebeugt. Wichtig ist, dass zwischen Ihren Knien noch etwas Platz ist. Die Füße sollten des Weiteren parallel zueinanderstehen sowie Ihre Fußsohle flach am Boden sein. Sitzen Sie bequem und aufrecht? Sehr gut. Nun ziehen Sie Ihre Schultern nach hinten und versuchen den Kopf gerade zu halten. Wird das Kinn leicht eingezogen, so werden Sie feststellen, dass das die Halswirbelsäule streckt. Der Unterkiefer bleibt locker und kann nach unten sinken; beachten Sie, dass Ihre Zunge am Gaumen ruht.

Ihre Arme sollten locker sein und die Hände auf Ihren Oberschenkeln aufliegen. Lassen Sie

Ihre Augen leicht geöffnet und blicken Sie dann auf eine Stelle, die sich ungefähr zwei Meter vor Ihnen befindet. Sie können die Augen auch schließen, sofern Sie bemerken, sich mit geschlossenen Augen leichter konzentrieren zu können.

Für Anfänger gibt es bestimmte Übungen, die dafür sorgen, ein Gefühl für die Meditation zu bekommen.

Die Mantra Meditation

Ein Mantra kann ein Wort aber auch ein Satz sein. Während der Mantra Meditation wird das Wort bzw. der Satz stets innerlich wiederholt. Das heißt, Sie sprechen nicht laut, sondern reden zu sich. Beachten Sie, dass die Abstände zwischen den Wiederholungen aber nur sehr kurz sind.

Ein Mantra ist für die Meditation zwar nicht unbedingt notwendig, da es auch andere Meditationsformen gibt, die ohne Mantra auskommen. Jedoch kann ein Mantra vor allem zu Beginn hilfreich sein, um die Aufmerksamkeit auf die Meditation zu richten. Besonders dann, wenn die gewählten Worte eine besondere Bedeutung haben, werden Sie sich die Botschaft viel besser einprägen können.

Sie können zu Beginn die unterschiedlichsten Mantren ausprobieren. Es kann sehr wohl ein paar Anläufe brauchen, bis man das für sich passende Mantra gefunden hat, das sich auch gut anfühlt und somit für ein besseres Gefühl sorgt.

Nachfolgende Beispiele sollen Ihnen einen Überblick über die traditionellen wie modernen Mantren geben:

„Om" bedeutet „werden", „es ist" oder „es wird sein" - das „Om" ist im Hinduismus der

heilige Klang. Wer sich für das „Om"
entscheidet, der macht also nichts falsch.

Aus Tibet stammt „Omi Mani Padme Hum".
Das bedeutet „Heil dem Juwel im Lotus". In
diesem Fall stellt das Juwel den Buddha des
Mitgefühls dar.

Sie können sich auch für „So Ham"
entscheiden. Das steht für Leben und
Bewusstsein. Beim Einatmen „So", bei
Ausatmen „Ham".
Es gibt auch deutlich längere Varianten: „Ich
mache den Rest meines Lebens zum besten
Teil meines Lebens" - eine mächtige
Botschaft, die einen positiven Einfluss auf
Ihre Zukunft haben wird.

„Ich werde jeden Tag besser und besser" - sehr schön und ebenfalls an die Zukunft gerichtet.

„Ich glaube an mich, ich liebe mich, ich gebe mir Halt" - vor allem empfehlenswert, wenn Sie immer wieder Zweifel haben. Bauen Sie mit diesem Mantra Selbstbewusstsein auf.

Sind Sie für die erste Übung bereit?

Wählen Sie eines der bereits erwählten Mantren aus. Sie können sich aber für ein komplett anderes Mantra entscheiden. Die Entscheidung liegt ganz bei Ihnen. Und diese Entscheidungsfreiheit geht sogar so weit, dass das Mantra nicht einmal ein richtiges Wort sein muss - es spielt keine Rolle, ob das Mantra Sinn ergibt oder nicht. Wichtig ist nur, dass man das Gefühl bekommt, stärker zu werden bzw. es schafft, sich dadurch besser zu konzentrieren. Wie bereits erwähnt: Sie können mit den Mantren experimentieren - es muss nicht gleich das erstgewählte Mantra zum gewünschten Erfolg führen.

Setzen Sie sich nun in eine bequeme Position - so etwa in den Schneidersitz. Nutzen Sie das Meditationskissen oder verwenden Sie eine Decke. Wichtig ist, dass Sie jetzt gleich Ihren persönlichen Meditationsort aufsuchen, an dem Sie ungestört sind und sich voll auf die Übung konzentrieren können.

Schließen Sie die Augen. So können Sie sich von der Umwelt abschotten. Bemerken Sie, dass Sie müde werden, so hilft es, die Übung mit geöffneten Augen zu absolvieren.

Nun tief durchatmen. Versuchen Sie jetzt, so entspannt wie nur möglich zu sein.

Jetzt beginnen Sie das Mantra zu wiederholen. Wie bereits erwähnt: Sie sprechen mit sich selbst - das Mantra wird nicht laut wiederholt.

Zu Beginn sollte die Meditation nicht länger als fünf Minuten dauern. Sie können eine Erinnerung stellen, damit das Smartphone nach fünf Minuten alarmiert, dass die Zeit nun vorüber ist.

Die Meditation mit Musik

Mit Musik kann man einerseits Stress abbauen, andererseits auch seine Stimmung positiv beeinflussen. Aus diesem Grund wird auch Meditation mit Musik empfohlen. Vor allem ist die Meditation mit Musik dann ideal, wenn man zur Ruhe kommen will, gleichzeitig jedoch achtsamer werden möchte. Denn hier steht das Klangerlebnis im Vordergrund. Natürlich kann man auch selbst Musik machen - für viele Menschen ist Musizieren sehr wohl eine Form der Meditation.

Zu Beginn müssen Sie sich für eine Musik entscheiden, von der Sie glauben, dass Sie ruhiger werden und sich entspannen können. Es gibt keine Vorgabe, um welchen Musikstil es sich handeln muss. Ob Jazz, Blues, klassische Musik - zu Beginn mag es jedoch ratsam sein, nur Instrumentalmusik einzusetzen, damit man sich nicht zu sehr vom Gesang ablenken lässt.

Starten Sie die Musik, nehmen Sie Ihre bequeme Position ein und beginnen Sie, sich sodann auf die Musik zu konzentrieren. Atmen Sie tief ein und achten Sie darauf, was die Musik mit Ihnen macht. Vielleicht werden Sie neue Sinneseindrücke erleben und am Ende eine neue Seite an Ihnen kennenlernen. Am Ende des Liedes, das sozusagen auch gleich das Ende der Meditationsübung bedeutet, werden Sie gesammelter wie entspannter sein.

Meditation gegen Einschlafschwierigkeiten

Sie bemerken, vor allem am Abend nicht zur Ruhe zu kommen? Mit gezielten Achtsamkeitsmeditationsübungen ist es möglich, wieder schnell Einschlafen zu können, um am nächsten Morgen fit und ausgeruht in den Tag zu starten.

Beenden Sie für sich den Tag und legen Sie sich in Ihr Bett. Danach beginnen Sie sich auf Ihren Atem zu konzentrieren. Wichtig ist, dass Sie nun anfangen, jeden einzelnen Atemzug zu zählen. Sind Sie bei zehn angelangt, so beginnen Sie wieder mit dem ersten Atemzug. So können Sie den Druck von sich nehmen, sofort Schlaf finden zu müssen. Einfach alle Gefühle, Gedanken und Empfindungen weglassen und versuchen, wieder Ihre innere Ruhe zu finden.

Sie werden bemerken, dass Sie immer entspannter werden. Und auf einmal schlafen Sie. Gute Nacht.

Was machen, wenn es nicht gleich funktioniert?

Überall ist zu lesen, dass die Meditationsübungen sofort zum Erfolg geführt haben. Im Freundes- und Bekanntenkreis ist man ebenfalls begeistert. Doch irgendwie fühlen Sie noch keine großartigen Veränderungen? Nur keine Panik - es gibt einige Gründe, warum es nicht gleich von Beginn an funktioniert.

Vielleicht machen Sie sich einfach zu viel Stress, weil Sie unbedingt erste Erfolge spüren wollen? Mitunter ist es auch die „falsche" Technik für Sie, warum es nicht funktionieren will. Es sind die zu hohen Erwartungen, warum die Meditationsübungen nicht so funktionieren, wie Sie sich das vielleicht vorstellen. Das Warten auf völlige Entspannung endet nicht selten in Stress.

Bleiben Sie gelassen und probieren Sie immer wieder neue Techniken wie Übungen aus. Es wird funktionieren! Nehmen Sie sich einfach die Zeit.

Persönlichkeitsentwicklung durch Meditation

Zahlreiche Studienergebnisse haben eindrucksvoll unter Beweis gestellt, dass man mit Meditation die eigene Persönlichkeit positiv beeinflussen kann.

In erster Linie geht es darum, dass es einem gelingt, innere Ruhe zu finden. Wichtig ist, dass man seine Gefühle wie Gedanken ordnet. In der „Midfulness Meditation", also im Rahmen der „Achtsamkeitsmeditation", geht es in weiterer Folge darum, dass man beginnt, achtsamer zu sein: Das bedeutet, man richtet die Aufmerksamkeit auf das Hier und Jetzt, auf sich sowie auf seine persönliche Umgebung, ist offen und beurteilt nicht.

Einige Studien haben eindrucksvoll gezeigt, dass regelmäßige Meditationen dafür sorgen, dass man sich nicht nur selbst positiv verändert, sondern auch einen anderen Blick für seine Umgebung bekommt. Zudem gibt es ein paar Studien, die sogar die Behauptung aufstellen, mit Meditation sei es möglich, Persönlichkeitsstörungen zu verhindern. Eine Studie, an der 70 Probanden teilgenommen haben, ist zu dem Ergebnis gekommen, dass es auch eine höhere Ausprägung in der sogenannten „Big Five Eigenschaft" der Erfahrungsoffenheit gibt. Das heißt, man wird aufgeschlossener, gewissenhafter, geselliger, verträglicher und ist nicht mehr so verletzlich.

Jedoch haben an dieser Studie zu wenige Personen teilgenommen, um hier von einer Verallgemeinerung ausgehen zu dürfen.

Achtsame Meditation hilft unter anderem bei Hochsensibilität (äußere Reize sorgen in regelmäßigen Abständen für Überreizungen, sodass nur noch ein Rückzug im Raum steht) wie auch bei Vulnerabilität (man ist anfälliger gegenüber negativen Einflüssen). Des Weiteren unterstützt achtsame Meditation bei der Proaktiv-Handlung (man ergreift positive sowie zielgerichtete Initiativen) und hilft bei der Kreativität (man entwickelt neue Lösungen wie Ideen).

Entspannung

Haben Sie schon einmal meditiert und konnten dadurch ruhiger wie entspannter werden? Gibt es einen Unterschied zwischen der Meditation und der Tiefenentspannung oder ist es am Ende die Meditation, die zu einer Tiefenentspannung führt?

Bei der Meditation handelt es sich um eine sogenannte Entspannungstechnik. Aus dem Blickwinkel des Psychologen gibt es unterschiedliche Tiefenentspannungstechniken. So gibt es das „Autogene Training", die „Fantasiereise", die „Progressive Muskelentspannung" (wird auch PMR oder PME genannt) sowie den „Body-Scan". Alle Möglichkeiten können zudem mit

Yoga kombiniert werden; letztlich fällt auch -
so die Psychologie - die Meditation in diesen
Bereich.

Die Entspannungsreaktion („Relaxation
Response") wurde in den 1960er Jahren von
Professor Herbert Benson, einem
amerikanischen Arzt, erforscht. Die
Besonderheit? Die Erforschung fand anhand
der Meditation statt. Zuvor wurde bereits die
Stressreaktion des Organismus durch Hans
Selve untersucht. Benson war es jedoch
letztlich möglich, den Nachweis liefern zu
können, dass der Organismus nicht nur in
Stress gerät und nachher wieder das
Normalniveau erreicht, sondern hat auch in
Erfahrung bringen können, dass die
Entspannungsreaktion eine Hilfe für den
Körper ist, die letztlich für mehr Entspanntheit

als die bisher bekannte Entspannung sorgt. So ist es möglich, dass die ausgelöste Entspannungsreaktion sogar gegen die Stressreaktion wirkt.

Diese Entspannungsreaktion ist es übrigens, die durch die Meditationsübungen ausgelöst werden kann.

Will man mit Meditation beginnen, weil man Entspannung sucht, so ist das der richtige Weg. Jedoch darf man - wie bereits erwähnt - nicht gleich aufgeben, nur weil es zu Beginn nicht so funktioniert, wie man sich das bereits vorgestellt hat. Denn die Meditation ist auch eine Art Training für das Bewusstsein, die Konzentration sowie auch für die Gelassenheit. Wer sich selbst unter Druck setzt, wird keine Entspannung spüren, sondern zu Beginn Probleme haben, nicht noch unruhiger zu werden. Doch das ist keine Seltenheit. Man braucht einfach Zeit und mitunter eine andere Technik, um Erfolge verbuchen zu können.

Fokussierung

Die Welt steht einfach nicht still. Das beginnt bereits am Morgen: Man steht auf, geweckt durch den schrillen Smartphone-Wecker, muss danach Acht geben, um nicht zu spät ins Büro zu kommen, arbeitet den ganzen Tag, steht am Abend vielleicht noch im Stau und muss dann daheim noch den Haushalt erledigen, sich mit dem Nachwuchs und/oder Partner befassen und stellt beim Zähneputzen fest, dass man für sich selbst keine fünf Minuten Zeit hatte. Ruhige Momente sind ausgesprochen rar geworden. Jedoch gibt es die eine oder andere Technik, damit man wieder lernt, einen freien Kopf zu bekommen. Mit der passenden Übung kann man tatsächlich die Welt anhalten - es geht also darum, den Pause Knopf zu finden, um wieder etwas Abstand und Ruhe gewinnen zu können.

Die Vorstellung ist natürlich verlockend: Auf einmal steht alles still - man muss sich nicht mehr um die Besprechung kümmern, darüber nachdenken, was man am nächsten Tag kocht oder welche Pläne für das Wochenende anstehen. Stress mag zwar eine Art Antrieb sein, kann aber durchaus eine Belastung werden, die letztlich auch krank macht.

Man muss sich also hin und wieder selbst auf den Boden holen und seinen Körper wie Geist erfrischen. Der Schlüssel zum Erfolg liegt in der Meditation.

Sie wissen, dass die stillen Momente, die nur Ihnen gehören, die Seltenheit darstellen. Aus diesem Grund wird auch gerne die Bedeutung derartiger Momente unterschätzt. Es geht immer nur um die perfekte Leistung, die innerhalb kürzester Zeit absolviert werden muss. Schon die ständige Erreichbarkeit ist eine enorme Belastung geworden.

Mit der Meditation ist es wichtig, sich wieder auf die wichtigsten Dinge im Leben konzentrieren zu können. Dazu gehört unter anderem auch der Abstand zum Alltag. Man braucht ein paar Minuten für sich und seine eigenen Gedanken, Vorstellungen, Wünsche wie Träume.

Konzentration

Denken wir ein paar Jahre zurück. Wer kann sich noch an seine Kindheit erinnern? Sie haben wohl mehrere Stunden gespielt und dabei die Welt um sich vergessen? Oft sind Stunden so schnell wie Minuten vergangen. Sie waren zu 100 Prozent bei der Sache? Wenn Sie ganz vertieft in Ihrem Spiel waren, konnte Sie einfach nichts aus der Ruhe bringen und ablenken?

Mit dem Alter verlieren wir die Fähigkeit, sich zu 100 Prozent auf eine einzige Sache konzentrieren zu können. Das liegt an den äußeren Reizen der Umwelt. Wir werden stets abgelenkt - vor allem durch das Smartphone. Schaffen Sie es, sich einen Film daheim anzusehen, ohne stets auf das Smartphone zu blicken? Können Sie auch vier bis fünf Stationen mit der U-Bahn oder dem Bus fahren, ohne das Smartphone aus der Hosentasche oder den Rucksack zu nehmen? Wahrscheinlich nicht. Wir sind es gewohnt, stets unterhalten zu werden. Wir sind es auch gewohnt, dass wir mehr als nur eine Sache gleichzeitig machen müssen, sodass es uns gar nicht mehr möglich ist, sich nur auf einen Punkt zu konzentrieren.

Das beginnt bei der Arbeit im Großraumbüro, wo einfach keine Stille ist, da ein gewisser Lärmpegel zur Normalität gehört. Ein Arbeiten in absoluter Stille ist in diesem Fall einfach unmöglich. Es ist auch die ständige Erreichbarkeit, die eine nicht zu unterschätzende Belastung darstellt - und immer belastender wird. Wer nicht sofort auf die WhatsApp-Nachricht reagiert, wird mitunter gleich angerufen, weil man nicht versteht, warum man keine Antwort bekommt. Die Vorlesungssäle sind zudem überfüllt. Auch hier gibt es keinen ruhigen Moment mehr. Ja, es gibt sogar Studien, die beweisen wollen, dass ein Goldfisch eine wesentlich längere Aufmerksamkeitsphase als der Mensch hat. Vor allem deshalb, weil der Fisch kein Smartphone besitzt.

Doch wäre es möglich, wieder die Kontrolle über uns zu bekommen? Besteht die Chance, dass wir unsere Wahrnehmung in jene Richtung lenken können, die uns wichtig ist? Wir müssen lernen, dass Ablenkungen, die uns in Stress versetzen, ausgeblendet werden müssen. Mit den passenden Meditationsübungen ist es möglich, dass wir diese verlorengegangene Fähigkeit wieder erwerben, sodass wir uns wieder besser auf gewisse Dinge konzentrieren können. Wir müssen zurück an den Anfang. Und Sie können das schaffen - versprochen!

„Du hast aber viel Stress“ - das wird in der Regel negativ wahrgenommen, wobei es natürlich auch einen positiven Stress gibt. Doch ganz egal, ob es sich um negativen oder positiven Stress handelt - er hat einen nicht zu unterschätzenden Einfluss auf Ihre Konzentration. Kurzfristiger Stress, so etwa vor einer wichtigen Prüfung, wird eine positive Auswirkung haben. Das Gehirn wird nämlich Neurotransmitter freisetzen und die Hormone Cortisol wie Adrenalin werden ausgeschüttet. Nun folgt der klassische Energieschub, der die Konzentration wie

Leistungsfähigkeit erhöht. Der Vorgang wird erst als schädigend eingestuft, wenn er über einen längeren Zeitraum anhält. Denn das erhöhte Cortisol belastet die Gesundheit und führt zu Heißhungerattacken sowie einer erhöhten Infektionsanfälligkeit. Man wird also schneller bzw. häufiger krank.

Es geht aber nicht nur um den Prüfungsstress, sondern auch darum, dass der Körper sogar dann unter Stress steht, obwohl wir uns in einer Alltagssituation befinden. Denn das Leben wird hektischer und schneller; es werden immer mehr Sachen von einem verlangt und - das ist das Hauptproblem - als selbstverständlich gesehen. Doch wir sind dieser Entwicklung nicht hilflos ausgeliefert. Mit gezielten Achtsamkeitsübungen ist es sehr wohl möglich, dass man den Stress reduziert -

Sie können diese Automatismen durchbrechen und den Automatikmodus, der sich bereits eingestellt hat, abschalten. Mit den passenden Meditationsübungen ist es möglich, die Aufmerksamkeit bewusst auszurichten und so zu erkennen, was in weiterer Folge am Plan steht. Es entsteht eine „Moment zu Moment-Abfolge". Das verringert den Stress und beugt gesundheitliche Probleme vor.

Der Mensch hat sich also selbst darauf trainiert, dass er so viele Dinge wie nur möglich gleichzeitig machen kann. Schlussendlich gilt das sogenannte Multitasking noch heute in einigen Berufslandschaften als die Fähigkeit, die unbedingt benötigt wird, um überhaupt eine Chance im Unternehmen zu haben. Dass sich dann immer mehr Menschen erschöpft wie ausgelaugt fühlen, mag sodann keine große Überraschung mehr sein. Selbst Studierende berichten immer wieder über starke Schwierigkeiten, sich richtig konzentrieren zu können. Denn die Anforderungen an die mentalen Kapazitäten sind ebenfalls nicht zu unterschätzen.

Doch warum ist Multitasking so herausfordernd? Das Gehirn ist einfach nicht in der Lage, über einen längeren Zeitraum mehrere Dinge auf einmal zu erledigen. Einige Forschungsergebnisse zeigen sogar, dass die Konzentration wie Produktivität darunter leiden, wenn es darum geht, mehrere komplexe Aufgaben gleichzeitig zu erledigen.

Wenn Sie Ihrer Arbeit konzentriert nachgehen, so richten Sie die gesamte Aufmerksamkeit auf eine einzige Sache. Das heißt, Ihre kognitiven Kräfte fokussieren sich. Selbst dann, wenn es einen Tag gibt, an dem sehr viele Dinge zu erledigen sind, ist es ratsam, die Aufgaben hintereinander zu beenden und nicht nebenbei fünf Sachen gleichzeitig zu erledigen. Zudem sind auch Pausen empfehlenswert.

Hier kommt die Meditation ins Spiel. Denn mit der Meditation ist es möglich, dass wir uns nicht nur wieder auf eine bestimmte Sache fokussieren können, sondern werden auch eine essenzielle Fähigkeit trainieren - und zwar sich wieder auf eine Sache konzentrieren zu können.

Mit der Meditation kann man also die Konzentrationsfähigkeit positiv beeinflussen. Meditieren Sie, so beginnen Sie bereits Ihr

persönliches Training, damit Sie bei der Sache
bleiben und sich nicht stets ablenken lassen.
Mit dem Achtsamkeitstraining kann man die
Gabe schulen, den Fokus auf eine bestimmte
Sache zu lenken, sodass nur ein bestimmter
Punkt beobachtet wie analysiert wird. Ganz
egal, ob es sich um Ihre Gefühle oder um Ihre
Atmung handelt. Je bewusster die geistigen
wie körperlichen Phänomene beobachtet
werden können, je einfacher wird es für Sie
sein, Abstand von Ereignissen zu nehmen, die
einen sonst mitgerissen hätten. Dabei handelt
es sich um einen zu erreichenden Umstand,
den man auch am Arbeitsplatz hervorrufen
kann und auch als „Flow" bezeichnet werden
kann. Tritt der sogenannte „Flow-Zustand"
ein, der auch in der Sportwelt bekannt ist, so
ist man zu 100 Prozent auf eine Sache

konzentriert und nimmt letztlich nur bedingt seine Umwelt wahr.

Auch Hirnforscher haben bereits bewiesen, dass man seine Konzentrationsfähigkeit durch gezielte Meditationsübungen steigern kann. So war es Wissenschaftlern möglich, dass durch das Meditieren der Hippocampus wächst. Dabei handelt es sich um ein Hirnareal, das für die Lernprozesse sowie das Gedächtnis zuständig ist. Gäbe es keinen Hippocampus, so wären wir nicht in der Lage, neue Informationen verarbeiten sowie speichern zu können. Trainiert man also seine Achtsamkeit, so ist es möglich, dass man seine Gedächtnisleistung trainiert - und das ist vor allem deshalb von Bedeutung, weil wir Tag für Tag älter werden. Wir müssen darauf achten, dass unser Gehirn fit bleibt. Denn stellen wir fest, dass unser Gehirn noch einwandfrei funktioniert, so reduziert auch das Stress, sodass wir ruhiger bleiben.

Es waren übrigens die Wissenschaftler rund um Fadel Zeidan von der Wake Forst University School of Medicine (Winston-Salem/North Carolina, USA), die herausgefunden haben, dass die Meditation positive Auswirkungen auf unsere kognitiven Fähigkeiten hat. In ihrer Studie haben 49 Probanden teilgenommen, die sodann in zwei Gruppen eingeteilt worden sind: Eine Hälfte hat vier Tage lang ein 20 Minuten langes Hörbuch vorgespielt bekommen, während die zweite Hälfte 20 Minuten lang meditierte. Bei allen Teilnehmern konnten die Forscher eine nachweisliche Verbesserung der Stimmung feststellen, jedoch war nur bei der Gruppe der

Meditierenden eine deutliche Steigerung der kognitiven Fähigkeiten feststellbar - so etwa in den Bereichen der Konzentration wie Achtsamkeit.

Jene Gehirnregionen, die vor allem aktiv werden, wenn wir einmal nichts machen, werden als „Default Mode"-Netzwerk beschrieben. Konzentrieren wir uns also einmal nicht, so springt dieser Gehirnmodus an. Judson Brewer, ein Psychiater von der Yale Universität, hat mit seinen Kollegen untersucht, ob Tagträumen wie Meditation einen Einfluss auf das Default Mode-Netzwerk haben. 12 Probanden, die bereits jahrelang meditierten, sowie 13 Probanden, die absolut neu auf diesem Gebiet waren, führten drei unterschiedliche

Meditationsübungen aus, während ihr Gehirn gescannt wurde.

Das Ergebnis? Die Meditationsprofis waren in der Lage, die Hirnregionen des sogenannten Default Mode-Netzwerks zu hemmen, sodass diese fokussierter als die Anfänger waren.

Disziplin

Es ist wohl nicht gerade realistisch, dass Sie irgendwann in absehbarer Zeit munter werden und sich denken, ab diesem Zeitpunkt wird die Meditation Ihr Leben verändern, weil Sie jetzt regelmäßig ihre Übungen absolvieren werden. Natürlich - denken können Sie das schon, doch Sie werden bemerken, dass es vor allem zu Beginn nicht einfach ist, in regelmäßigen Abständen Ihre Übungen zu erledigen.

Denn obwohl Sie begeistert sind und es gar nicht mehr erwarten können, so werden Sie bemerken, dass es am Tag unzählige Dinge gibt, die vor der Meditationsübung erledigt werden „müssen". Es ist nämlich gar nicht so einfach, den altbekannten Alltag, der vielleicht seit Jahren unverändert ist, ein wenig zu verändern, damit man auch die Meditationsübungen unterbringt. Wobei das Meditieren jetzt nicht als „zeitintensive Aufgabe" gesehen werden darf, die letztlich dafür sorgt, dass man noch mehr zu tun hat und sodann in Stress gerät. Wer meditiert, der entscheidet sich für ein besseres wie einfühlsameres Leben - doch man braucht Disziplin, damit man dieses neue Lebensgefühl auch einmal spürt.

Denken Sie daran, dass es sich bei der Meditation um Entspannung handelt und keinesfalls um eine „Pflicht". Sie müssen nicht meditieren, weil das im Widerspruch zur Entspannung stehen würde. Nehmen Sie sich also selbst den Druck von Ihren Schultern und atmen Sie jetzt einmal tief durch.

Der Verstand spielt hier oftmals einen Streich, weil er das Meditieren in eine komplett andere Richtung lenkt. Wir glauben, wir hätten jetzt eine neue Aufgabe, die wir Tag für Tag erledigen müssen. Das ist aber nicht richtig. Es geht darum, dass wir uns bewusstwerden, ein neues Leben beginnen zu wollen. Und dafür muss man etwas tun. Doch das sollte nicht als „Strafe" oder „zusätzliche Arbeit" gesehen werden.

Berücksichtigen Sie bitte die nachfolgenden Tipps, damit Sie Ihr Verstand nicht auf eine falsche Fährte lockt:

Nicht nur in einer selbstaufgebauten Gedankenwelt aktiv sein!

Das größte Problem, dass wir haben, sind unsere eigenen Gedanken. Das Leben wird fast immer gedanklich „vorgelebt“. Wir haben zahlreiche Vorstellungen, wie unser Tag, wie unsere Woche oder wie die weitentfernte Zukunft aussehen soll. Wir stellen uns vor, was noch alles gemacht werden muss. Genau das ist das Problem. Wir rauben uns also selbst die Zeit sowie den Raum, der für die Meditation freigehalten werden sollte.

Doch unser Herz ist viel stärker als unsere Gedankenwelt. Gibt es also keinen Raum für die Meditation, so muss unser Herz etwas Platz machen. Das fällt uns bekanntermaßen auch etwas leichter. So gibt es Menschen, die wir lieben - und mit denen verbringen wir gerne mehr Zeit. Aber es gibt auch Unternehmungen, die uns glücklich machen. Wenn wir Sachen kaufen, die wir uns immer schon leisten wollten, wenn wir Musik hören, die uns besonders berührt.

Unser Herz verliebt sich dann in die Meditation, wenn es sanft ist. Das offene Herz liebt es, still sein zu dürfen, sich selbst sowie das Umfeld zu lieben. Ist das Herz gut genährt und glücklich, so fällt es leichter, die Meditationsübungen durchzuführen.

Eine für sich selbst passende Meditationstechnik finden

Wie bereits erwähnt: Kein Meister ist vom Himmel gefallen - manchmal benötigt es einfach ein paar Anläufe, bis man die für sich richtige Technik gefunden hat. Schlussendlich gibt es relativ viele Meditationstechniken, sodass es hier kein Rezept gibt, welche für einen persönlich passt. Man sollte aber die Suche nach der richtigen Meditationstechnik nicht als „Strafe" sehen, sondern als Aufgabe, die man gerne macht, weil sie am Ende das Leben verbessert.

Wichtig ist, dass Sie in Ihr Unterbewusstsein eindringen. Hinterlassen Sie sich selbst eine Nachricht, dass die Meditation, die Sie nun planen zu machen, einen positiven Einfluss hat. Wer Freude an der Meditation hat, der wird sich bereits in der Früh denken, endlich darf ich wieder meine Übungen absolvieren. Das liegt auch daran, weil bei der aktiven Meditation Endorphine ausgeschüttet werden. Des Weiteren sorgt der sehr starke und intensive Reinigungsprozess, der bei der Meditation ausgelöst wird, dafür, dass man wieder mehr Lust am Leben haben wird. Sie werden bemerken, dass Sie das Leben auch aus einem ganz anderen Blickwinkel sehen können.

Sammeln Sie Erfahrungen - haben Sie schon einmal von Meditationskursen gehört?

Unsere Zellen sind derart intelligent, sodass sie sich merken, wenn etwas passiert ist, was ihnen gutgetan hat. Positive Auswirkungen werden von unserem System aufgesaugt. Dazu gehört etwa die Stille während einer Meditationsübung. Hier kommt auch unser Körper ins Spiel, der unterbewusst unterstützt, wenn er bemerkt, dass es uns hilft.

Es gibt einige Möglichkeiten, wie man sich noch tiefer in das Thema Meditation einbringen kann. Eine interessante Option, die man nicht gleich ausschließen sollte: Man kann sich, sofern es in Ihrer Nähe ein derartiges Angebot gibt, für einen Meditationskurs anmelden - eine recht gute Möglichkeit, damit Sie nicht nur auf

Gleichgesinnte treffen, sondern auch Erfahrungen sammeln können. Mitunter macht es einfach mehr Spaß, wenn Sie mit anderen Menschen meditieren?

Meditatives Laufen für Fortgeschrittene

Es ist bekannt, dass Laufen ausgesprochen gesund für unseren Körper ist. Denn wenn sich unser Körper bewegt, so kommen das Herz und der Kreislauf in Schwung. Der positive Nebeneffekt? Es schmelzen auch die lästigen Fettpölsterchen. Doch das Laufen hat nicht nur einen Einfluss auf den Organismus sowie die Figur, sondern auch auf Geist und Seele.

Warum Laufen gesund ist

Kristin Wolzmann ist eine Health Living Bloggerin, die das sogenannte Clean Eating-Prinzip in die Bundesrepublik

Deutschland gebracht hat. Sie hat schon mehrfach betont, dass Laufen ihre persönliche Möglichkeit der Meditation sei. Am Rande sei nur erwähnt, dass das Clean Eating-Prinzip die Idee verfolgt, weg von industriell verarbeiteter Nahrung zu kommen und ausschließlich Vollwertprodukte zu konsumieren. Auch hier geht es um eine Art Konzentration bzw. Fokussierung, die eine nicht zu unterschätzende Aufgabe bedeutet.

Zurück zu der Aussage, dass Laufen ihre Meditation ist. Ja, es stimmt - Laufen kann sehr wohl eine Art Meditation werden. Man sollte es also durchaus einmal ausprobieren, sofern man bereits ein begeisterter Läufer ist. Denn zu Laufen und dabei seine Meditationsübungen zu machen, ist eine wunderbare Kombination, die einen außerordentlich positiven Einfluss auf unser Leben hat.

Laufen ist eine großartige wie auch beliebte Sportart, die ab dem ersten Schritt unsere Gesundheit fördert. Das Laufen stärkt etwa unser Herz-Kreislauf-System, sorgt dafür, dass wir fit werden (bzw. auch bleiben), verbessert unsere Ausdauerfähigkeit und lässt am Ende - wie bereits erwähnt - das Gewicht weniger werden. Zieht man also in regelmäßigen Abständen seine Laufschuhe an, so arbeitet man aktiv an seinem Körper und an seiner Gesundheit. Besonders interessant mag das Laufen auch dann sein, wenn man den ganzen Tag im Büro sitzt. Wer dann nach Hause kommt, sollte unbedingt eine Laufrunde einlegen, um so auch den Kopf freizubekommen. Nackenschmerzen, müde

Beine, Kopfschmerzen oder auch Verdauungsprobleme können mit einer gezielten Laufrunde, die immer am Ende des Arbeitsalltages stattfindet und bedeutet, dass nun Freizeit angebrochen ist, bekämpft werden. Letztlich sind es gerade einmal 30 Minuten, die genügen, damit man den alltäglichen Stress hinter sich lassen kann.

Vor allem gibt es ein paar nicht zu unterschätzende Nebeneffekte: Durch das Laufen kann man Lust auf gesundes Essen bekommen und schläft auch besser. Aber Laufen punktet mit noch mehr Vorteilen: Eine lockere Runde, die man jederzeit im Park drehen kann, versetzt uns durchaus in Kontemplation - das meditative Laufen ist sozusagen eine Art „Erleuchtung für unterwegs".

Vielleicht werden Sie sich jetzt denken, was bedeutet eigentlich Kontemplation. Schlussendlich mag es sich um ein nicht gängiges Wort handelt - es ist sozusagen ein Fremdwort, mit dem wir vielleicht gar nicht viel (oder gar nichts) anfangen können.

In der Regel wird es im philosophischen wie religiösen Kontext verwendet. Dabei handelt es sich um einen aus der lateinischen Sprache stammenden Begriff, der „geistige Versenkung", „konzentriertes Nachdenken" oder „innere Sammlung" bedeutet. Praktiziert man Yoga, so wird man diesen Begriff mit großer Wahrscheinlichkeit bereits kennen. Man kommt zur inneren Ruhe, kann die Aufmerksamkeit auf ein bestimmtes Gebiet lenken oder auch seine Gedanken auf einen fixen Punkt konzentrieren.

Die Meditation fördert nicht nur die Gesundheit, sondern sorgt auch für ein besseres Wohlbefinden. Das sagen auch immer mehr Menschen, die sich mit Meditationsübungen auseinandergesetzt haben. Selbst Wissenschaftler, hier in erster Linie Neurologen, haben bereits mehrmals betont, dass es doch ein paar nicht zu unterschätzende Wirkungsweisen gibt, die besonderen Einfluss auf Geist wie Körper haben. Mit den passenden Meditationsübungen kann man also direkt seinen Körper beeinflussen.

Das war auch bereits in bildgebenden Verfahren zu erkennen. Denn während der Meditation kommt es zu veränderten Hirnstrukturen. Ein Wert, der immer stärker in Erscheinung tritt, desto langsamer die Herzfrequenz wird. Das heißt, während dieses

Zustands kommt es zu einer Förderung der Kreativität sowie auch der mentalen Leistungsfähigkeit - mitunter ist auch das Erreichen einer Tiefenentspannung möglich.

In weiterer Folge kommt es zur Freisetzung von Glückshormonen. Letztlich wird auch das Immunsystem stärker. Selbst chronische Schmerzen, gegen die nicht einmal immer die starken Medikamente helfen, können mit passenden Meditationsübungen bekämpft werden. Durch die Meditation kommt es aber auch zu einem verbesserten Miteinander - das heißt, auch die zwischenmenschliche Basis wird positiv beeinflusst. Der Buddhist würde sagen, wir werden „mitfühlender" - wir hingegen verwenden den Begriff „empathisch".

Was macht meditatives Laufen aus?

Wir müssen aber keine Buddhisten sein, um Meditationsübungen ausführen zu können. In Wahrheit müssen wir, auch wenn das zu Beginn des Buches vielleicht so rübergekommen ist, nicht einmal in einer bestimmten Position an einem stillen Ort verharren. An dieser Stelle ist jedoch zu erwähnen, dass sich hier jedoch vorwiegend Fortgeschrittene angesprochen fühlen sollten. Anfänger, die jetzt glauben, sofort mit meditativem Laufen beginnen zu können, werden mitunter enttäuscht sein, weil sie wohl nicht die beschriebenen Erfolge verspüren werden.

Meditatives Laufen ist deshalb so beliebt, weil man hier kein außergewöhnliches Equipment benötigt. Eigentlich sind nicht einmal Vorkenntnisse erforderlich. Aber dennoch ist es besser, sich zu Beginn mit den klassischen Meditationsübungen zu befassen, bevor man sich die Laufschuhe anzieht und eine Runde in der Ortschaft dreht.

Meditatives Laufen ist immer ein relativ langsames wie entspanntes Laufen; man verlässt also nie den sogenannten aeroben Bereich. Von der Grundeinstellung ist das meditative Laufen absichtslos. Das heißt, man verfolgt keine übergeordneten Ziele. Man will also nicht Gewicht verlieren, für eine Laufstrecke eine bestimmte Zeit benötigen, eine gewisse Kilometeranzahl hinter sich bringen oder für einen Marathon trainieren. Meditatives Laufen bedeutet am Ende nur, dass man loslässt - und das ab dem ersten

Schritt, der gelaufen wird. Jetzt bleibt der Tag zurück. Ab diesem Zeitpunkt stehen nur Sie im Mittelpunkt!

Während Sie laufen, ist es wichtig, dass Sie die Aufmerksamkeit immer auf das lenken, was Sie umgibt. Sie können sich etwa auf Geräusche (das Rauschen der Blätter oder auch das Gezwitscher der Vögel) sowie auf Düfte (Gras, Wald oder auch Blumen) konzentrieren, haben aber sehr wohl auch die Möglichkeit, die Wolken zu beobachten.

Wenn Sie sich für das meditative Laufen entscheiden, werden Sie bemerken, dass Ihre Einstellung immer positiver werden wird. Denn wer sich auf seine natürliche Umgebung konzentriert, der stellt letztlich fest, dass es einem wohl ganz gut geht. Sie werden dankbarer werden und schätzen, was sie schon alles in Ihrem Leben erreicht haben. Nichts ist selbstverständlich.

Meditatives Laufen bedeutet übrigens auch, dass man endlich etwas Zeit für sich selbst hat. Aus diesem Grund sollten Sie allein sein, keine Musik hören (also die Ruhe genießen) und sich ständig bewusst sein, dass sie nun besonders achtsam sind. Vielleicht sind es nur 30 Minuten und morgen erst 50 Minuten - ganz egal, wie lange die persönliche Laufrunde dauert, aber es ist eine Zeit, die Ihnen gehört. Genießen Sie diese neue Art der Freizeit.

Wenn Sie bereits von sich selbst behaupten, ein routinierter Läufer zu sein, so kennen Sie bereits alle positiven Effekte, die das Laufen mit sich bringt. Eigentlich müssen Sie nicht mehr überzeugt werden - sie wissen, auf welche Vorteile Sie sich freuen dürfen, wenn Sie die Laufschuhe anziehen und die Eingangstür hinter sich ins Schloss fallen lassen. Geht es um das meditative Laufen, so ist es wichtig, dass man loslässt. Das heißt, man muss die klassischen Ziele, die man eventuell als routinierter Läufer verfolgt, ignorieren. Es geht um keine Leistungsverbesserung, um keine Zeitoptimierung, um keine Kilometeranzahl - es geht nur darum, dass man sich konzentriert.

Sollten Sie bereits ein erfahrener Läufer sein, so wissen Sie, dass das Atmen eine besondere Rolle spielt. Und das Atmen ist auch beim meditativen Laufen ein im Mittelpunkt des Geschehens stehender Punkt.

Je tiefer ihre Atmung ist, desto intensiver wird der Erfolg ausfallen. Besonders dann, wenn man sich für das meditative Laufen entscheidet, kann man sich besonders auf das Atmen konzentrieren. Da der aerobe Zustand nie verlassen wird, gibt es auch ein paar Ähnlichkeiten zu der Kontemplation im Schneidersitz - auch hier konzentrieren wir uns gänzlich auf unseren Atemfluss.

Wenn Sie mit dem meditativen Laufen beginnen, so werden Sie feststellen, dass Sie nach rund 20 bis 25 Minuten, wobei die Herzfrequenz nicht über 75 bis 80 Prozent liegen sollte, in den „Flow-Zustand" kommen. Sie erleben sodann ein relativ leicht berauschendes Gefühl, das Sie wohl bislang, wenn Sie immer mit dem Ziel gelaufen sind, besser oder schneller zu werden, noch nie gespürt haben. Mit der Zeit beginnt eine Verschmelzung. Die Konturen verblassen; nun werden die Endorphine freigesetzt. Sie werden auf einmal das Gefühl nicht los, die gesamte Welt zu umarmen. Es gibt keine Störungen, keine Belastungen. Ihr Kopf wird frei; Sie befinden sich absolut auf einer positiven Welle, die gar nicht abreißen kann. Meditation in Laufschuhen kann wunderbar sein.

Haben Sie das meditative Laufen noch nicht für sich entdeckt, so ist es ratsam, noch heute die Laufschuhe zu schnüren und einmal auszuprobieren, welche Gefühle Sie wahrnehmen werden. Das meditative Laufen ist zwar in erster Linie nur Fortgeschrittenen zu empfehlen, doch das heißt nicht, dass man es als Anfänger nicht einmal probieren sollte. Wichtig ist nur, dass man sich nicht zu viel erwartet - vor allem Anfänger werden zu Beginn Schwierigkeiten haben, das entsprechende Gefühl zu spüren, weil man hier oft andere Erwartungen hat. Oder auch einfach viel zu angespannt ist, sodass man gar nicht zur Ruhe kommt.

Wichtig ist, dass Sie dranbleiben. Ganz egal, ob man Anfänger ist, bereits seit geraumer Zeit meditiert oder bislang nur ein begeisterter Läufer war, der jetzt einmal eine neue Seite an sich selbst kennenlernen will.

Laufen gegen Kopfschmerzen

Leiden Sie hin und wieder unter Kopfschmerzen? Wenn ja, dann sollten Sie sich besonders intensiv mit den jetzt folgenden Absätzen befassen. Denn die Nachrichten, auf die Sie jetzt stoßen, sind wertvoll und werden Ihnen helfen, die Lebensqualität verbessern zu können.

Experten sind zu dem Ergebnis gekommen, dass das meditative Laufen dabei hilft, um etwaige Beschwerden vorbeugen zu können. Das heißt, man kann durch das meditative Laufen sehr wohl einen Einfluss auf seine Kopfschmerzen nehmen und in weiterer Folge diese durch das Laufen „behandeln". Aber wie ist das möglich? Beachten Sie, dass sich ein Großteil im Inneren abspielt. Und denken Sie auch daran, jetzt keinen Druck aufzubauen. Man darf jetzt nicht davon ausgehen, dass man nach einer Runde schon seine Kopfschmerzen im Griff hat.

Beim meditativen Laufen geht es, wie das bereits erwähnt wurde, um das „Hier und Jetzt" - also um keine zu verfolgenden Ziele, die in Richtung Gewichtsverlust oder Marathon gehen. Sie fokussieren sich nur auf Ihre Atmung, achten auf Ihre Bewegungen und genießen die Natur, die Sie während des Laufs umgibt. Halten Sie sich daran, so werden Sie bemerken, dass Ihr Geist frei wird. Sie werden ruhiger, entspannen sich und fühlen sich belebter. Denken Sie nur daran, dass Sie Spaß an der Sache haben müssen. Wenn Sie mit Druck vor das Haus gehen und schon genervt sind, weil Sie jetzt wieder eine

Runde drehen müssen, „um entspannt zu werden", dann starten Sie einfach am nächsten Tag neuerlich durch. Es braucht schon eine gewisse positive Grundeinstellung, damit das meditative Laufen zum Erfolg führt.

Vor allem dann, wenn Sie sich als Anfänger bezeichnen, ist es wohl ratsam, lieber im Garten oder in einem Zimmer im Haus zu meditieren, bevor man sich gleich die Laufschuhe anzieht und ein paar Kilometer zurücklegt.

Fühlen Sie sich bereit? Dann beobachten Sie zuerst Ihren persönlichen Atemrhythmus. Was passiert mit Ihrer Atmung, während Sie die Geschwindigkeit beim Laufen verändern? Wie verändert sich die Atmung, wenn Sie schneller werden? Was passiert, wenn Sie das Tempo reduzieren? Wissen Sie, wie viele

Schritte Sie für das Aus- und Einatmen benötigen? Sie müssen Ihrem Impuls folgen, wenn Ihr Körper aus- oder einatmen will.

Achtung: Der nachfolgende Tipp ist wirklich nur für Fortgeschrittene!

Nehmen Sie auch die Natur wahr. Zu Beginn geht es darum, sich rein nur auf Ihre Atmung zu konzentrieren. Doch wenn Sie bereits in die Kategorie „fortgeschritten" fallen, dann können Sie auch einmal einen Blick auf Ihre Umgebung werfen und sich der Umwelt zuwenden. Was spüren Sie auf Ihrer Haut? Bemerken Sie Wind? Spüren Sie die warmen Sonnenstrahlen? Regnet es etwa? Welche Geräusche nehmen Sie wahr? Zwitschern die Vögel? Gibt es knackende Zweige? Wie viele Autos sind an Ihnen vorbeigefahren?

Sie werden erstaunt sein, welche Geräusche wahrgenommen werden, sofern man sich darauf konzentriert.

Doch kommen wir zu unserem anfänglichen Thema zurück: Kopfschmerzen. Meditatives Laufen ist Prophylaxe sowie Therapie, sofern es darum geht, die Migräne zu bekämpfen bzw. die Beschwerden - so gut es geht - ohne Tabletten zu lindern. Ein leichtes Ausdauertraining kann bereits helfen, die Anzahl der Kopfschmerztage zu reduzieren. Man kann mit einem entsprechenden Training auch die Anzahl der Attacken reduzieren. Wichtig ist, dass man das meditative Laufen aber nicht als Stress wahrnimmt - denn wer schon in der Früh mit dem Gedanken aufwacht, am Abend wieder eine Laufrunde einlegen zu müssen, der verschlimmert seine Situation. In diesem Fall steigt das Risiko, noch häufiger von Kopfschmerzen geplagt zu werden.

Dass ein leichtes Ausdauertraining - und dazu gehört unter anderem meditatives Laufen - Kopfschmerzen reduzieren kann, haben auch Forscher herausgefunden. So gab es bereits ein paar Studien, die davon berichtet haben, dass bei einem dreimal in der Woche stattfindenden Ausdauertraining (rund 30 Minuten lang) die Zahl der Migräne-Attacken um bis zu 20 Prozent reduziert werden konnte. Das ist ein ausgesprochen guter und auch vielversprechender Wert, der mitunter auch als Argument herangezogen werden kann, warum es sinnvoll ist, als Kopfschmerzpatient mit dem meditativen Laufen zu beginnen.

Die 18 besten Übungen

Kommen wir zu den Übungen. Sind Sie bereit? Wenn ja, dann fangen wir einmal mit den Übungen für Anfänger an.

Für Anfänger

Die 60-Sekunden-Übung

Bei dieser Meditation benötigt man gerade einmal 60 Sekunden Zeit. Das sollte - vor allem zu Beginn - problemlos zu schaffen sein. Ganz ehrlich: Sie werden mit Sicherheit eine ruhige Minute am Tag haben, die Sie nutzen können, um diese Meditationsübung absolvieren zu können. Soviel sei an dieser Stelle versprochen: Es gibt keine Übung, die kürzer ist - 60 Sekunden, das ist ein Zeitaufwand, der einfach jedem Menschen zumutbar ist.

Tipp: Wenn Sie meinen, keine Minute Freizeit zu haben, dann stoppen Sie doch einfach einmal die Zeit, wie oft Sie Ihr Smartphone in der Hand haben. iPhone-Nutzer bekommen am Ende der Woche immer einen Wochenrückblick, wie lange Sie mit dem Smartphone am Tag (durchschnittlich) beschäftigt waren. Sie werden erstaunt sein, wie viel Zeit Sie mit Ihrem Handy verbringen.

Daher: Es gibt keine Ausrede - eine Minute, also gerade einmal 60 Sekunden, hat man am Tag zur Verfügung.

Legen Sie Ihre beiden Hände auf Ihren Bauch. Achten Sie darauf, dass Sich die Hände unter ihrem Nabel befinden. Nun spüren Sie, wie sich Ihr Bauch sanft hebt und senkt. Nun beginnen Sie einzuatmen. Ganz langsam. Machen Sie jetzt eine Pause und zählen Sie dann „eins, zwei, drei". Nun atmen Sie wieder aus. Jetzt zählen Sie wieder: „eins, zwei, drei". In diesem Rhythmus atmen Sie jetzt 60 Sekunden lang.

Die 2-Minuten-Übung

Nun können wir die Zeit verdoppeln. Statt einer Minute, sind wir nun zwei Minuten konzentriert. Auch hier handelt es sich um ein Zeitfenster, das durchaus jedem Menschen am Tag zur Verfügung steht. Wie gesagt:

Ausreden sind auch bei zwei Minuten nicht gültig.

Beginnen Sie rückwärts zu zählen. „Zehn, neun, acht, sieben, sechs, fünf, vier, drei, zwei, eins". Zu jeder Zahl gehört jedoch ein kompletter Atemzug. Das heißt, Sie atmen ganz langsam ein und sagen „zehn". Dann atmen Sie wieder langsam aus. Atmen Sie jetzt wieder ein und sagen Sie dann „neun". Nun atmen Sie neuerlich aus. Sind Sie bei „null" angelangt, so haben sich ihr Herzschlag sowie auch die Gedanken beruhigt. Wenn Sie noch etwas unruhig sind oder die Ansicht vertreten, Sie könnten noch eine Spur ruhiger werden, dann wiederholen Sie diese Übung. Das Ziel? Sie müssen von sich selbst sagen können, deutlich ruhiger geworden zu sein. Dann hat die Übung funktioniert.

Die 3-Minuten-Übung

180 Sekunden. Eine Zeitspanne, die man ebenfalls pro Tag zur Verfügung haben sollte. Etwa jetzt. Machen Sie doch die 3-Minuten-Übung genau jetzt. Vielleicht ist es auch ratsam, jetzt eine kurze Pause einzulegen. Ganz egal, wie lange Sie jetzt schon lesen - jetzt beginnt die 3-Minuten-Übung.

Setzen Sie sich bequem hin und beginnen Sie sich auf Ihren Körper zu konzentrieren. Versuchen Sie Ihre Gesichtsmuskeln zu entspannen. Erlauben Sie jetzt, dass sich Ihr Kiefer etwas nach unten bewegt - er wird so locker, dass sich der Mund also leicht öffnet. Nun lassen Sie die Schultern hängen. Die Arme werden fallengelassen. Fühlen Sie sich ganz leicht. Nun lockern Sie Ihre Hände.

Achten Sie darauf, dass zwischen den Fingerzwischenräumen Energie wie Luft strömen kann. Nun stellen Sie Ihre Füße parallel zueinander auf. Bemerken Sie, wie die Oberschenkel auf die Sitzfläche des Stuhls drücken? Vielleicht bemerken Sie jetzt auch, wie Ihre Waden und Schienbeine schwerer werden. Atmen Sie nun tief ein und aus.

Diese Übung dauert drei Minuten. Nach den drei Minuten sollten Sie ruhiger und gelassener sein. Sind Sie der Meinung, die Meditationsübung hat nicht wie gehofft funktioniert, können Sie diese nochmals absolvieren.

Die 5-Minuten-Übung

Fünf Minuten - eine klassische Zeitangabe. „Ich bin in fünf Minuten da", „ich verspäte mich um fünf Minuten", „ich brauche noch fünf Minuten" - fünf Minuten sind allgegenwärtig. Daher wird es auch kein Problem sein, die 5-Minuten-Übung zu absolvieren. Denn letztlich sind es gerade einmal fünf Minuten, die man benötigt, um eine ausführliche Muskelentspannung durch eine Selbstmassage zu schaffen. Die Meditation wird daher im Schulterbereich begonnen.

Machen Sie eine sehr lockere Faust und beginnen Sie nun damit, ganz leicht auf Ihrem Nacken zu trommeln - gehen Sie dafür in Richtung Ihrer Schulterblätter und trommeln dann von rechts nach links. In weiterer Folge beginnen Sie mit Ihrem Daumen eine sanfte Massage - führen Sie kreisende Bewegungen beim Haaransatz durch. Dafür wandern Sie mit Ihren Fingerspitzen den Oberkopf hinauf - enden Sie beim Scheitel. Nun können Sie mit den Fingerspitzen über den Stirnbereich wandern und leichten Druck ausüben. Danach wandern Sie über den seitlichen Gesichtsbereich zurück.

Die 10-Minuten-Übung

Mit der 10-Minuten-Übung können Sie sich wirklich für ein paar Augenblicke zurückziehen. Das heißt, diese Übung ist dann anzuwenden, wenn Sie wissen, in den nächsten Minuten auch wirklich nicht gestört zu werden. Sie werden jetzt vermutlich denken, dass Sie schon einmal problemlos zehn Minuten am Tag aufbringen können - doch vor allem zu Beginn können Sie überrascht werden, wie schwer es manchmal ist, zehn Minuten für sich zu haben. Denn Störfaktoren gibt es einfach immer und überall. Daher sollte man bei dieser Übung auch seinen persönlich eingerichteten Meditationsplatz aufsuchen. Sollten Sie die Übung aber nicht Zuhause durchführen wollen, weil Sie etwa in der Arbeit etwas Abstand brauchen, so mag der nachfolgende Tipp zwar merkwürdig erscheinen, ist aber bei genauerer Betrachtung nachvollziehbar: das WC. Denn hier hat man in der Regel immer seine Ruhe. Und es steht nirgends geschrieben, dass man das „stille Örtchen" nicht auch einmal für Meditationsübungen aufsuchen darf.

Nehmen Sie - ganz egal, wo Sie jetzt tatsächlich sitzen - eine bequeme Position ein. Konzentrieren Sie sich nun auf Ihren Atem. Ihr Atmen spielt für die nächsten zwei bis drei Minuten die Hauptrolle. Nun können Sie eine kleine Fantasie-Reise starten, um eine einfache Meditationsübung zu beginnen.

Begeben Sie sich an Ihren persönlichen Wohlfühlort. An einem Ort, den Sie mit sehr vielen guten Erinnerungen in Verbindung bringen. Können Sie sich an den Geruch erinnern? Wissen Sie noch, wie sich die Sonne angefühlt hat? Können Sie sich noch an die Geräusche erinnern? Denken Sie zurück und begeben Sie sich noch einmal an Ihren Lieblingsort - ganz egal, wo dieser liegt. Das kann der Stadtpark sein, die Alm, die man beim letzten Wanderurlaub besucht hat oder auch der Strand, an dem man vor zwei Jahren das letzte Mal war, als man in Italien seinen Urlaub verbracht hat.

Nun tauchen Sie ein in die Formen wie Farben, die Sie nun umgeben. Sie können sich jetzt richtig fallen lassen und all Ihre Sinne nutzen, um so einen richtigen Genuss zu erleben. Denken Sie an das Gras der Alm, das unter Ihren Füßen kitzelt. Schmecken Sie das Salz des Meeres? Spüren Sie, wie der Sand auf Ihrer Haut landet?

Tipp: Kommen Geräusche oder Gedanken aus der Gegenwart, die Sie als störend empfinden, dann lassen Sie diese einfach an Ihnen vorbeiziehen - denn Sie sind jetzt nicht da. Sie befinden sich an Ihrem Lieblingsort. Dort gibt es keine Störungen.

Nach zehn Minuten kehren Sie wieder in die Gegenwart zurück. Verlassen Sie Ihren persönlichen Wohlfühlort. Aber denken Sie daran, immer wieder an diesen Ort zurückkehren zu können. Am Ende brauchen Sie dafür gerade einmal zehn Minuten und einen stillen Ort, um sich konzentrieren zu können.

Für Fortgeschrittene

Bislang haben Sie bewusst geatmet. Das heißt, Meditation klingt im ersten Moment gar nicht so schwer, wie man das vermutlich zu Beginn glauben könnte. Doch auch wenn man „nur atmet", so benötigt man doch Disziplin und auch eine Entscheidungskraft, damit man es schafft, sich tatsächlich nur auf seinen Atem konzentrieren zu können. Zu Beginn werden Sie mitunter überrascht sein, dass es gar nicht immer so einfach ist, sich konzentrieren zu können. Das liegt vor allem auch an den Umwelteinflüssen. Wenn Sie schon die eine oder andere Übung problemlos meistern konnten oder seit Monaten drauf und dran sind, Tag für Tag zu meditieren, so können Sie nun in den Bereich „fortgeschritten" wechseln.

Bedenken Sie jedoch, dass es sich hier um eine neue Ebene handelt. Die Grundzüge, die man als Anfänger bedenken soll, gelten noch weiter: Das heißt, nur keinen Druck aufbauen - denn das Meditieren ist im fortgeschrittenen Stadium mitunter auch mit Rückschlägen verbunden.

Nun kommen wir zum Meditieren für Fortgeschrittene. Hat Sie endgültig das Meditationsfieber gepackt, so gibt es nun ein paar Tipps und Tricks, damit Ihre Meditationsfähigkeit ausgebaut werden kann:

Führen Sie die Anfänger-Übungen täglich durch - das heißt, Sie sollten jetzt nicht nachlassen, sondern versuchen, sich stärker auf Ihre Atmung zu konzentrieren. Sie werden bemerken, dass es mitunter jetzt schon etwas schwieriger ist, weil man nun - so gut es geht

- einmal am Tag Zeit finden muss, um entsprechende Übungen absolvieren zu können. Wie gesagt: Machen Sie sich aber jetzt keinen Druck, nur weil es vielleicht nicht jeden Tag klappt - aber da Sie bereits seit längerer Zeit meditieren, werden Sie wohl für sich selbst schon den einen oder anderen Trick gefunden haben, um die Meditationsübungen Tag für Tag ausüben zu können.

Die Meditationszeit ist nun auf fünf Minuten zu erhöhen. Das heißt, es geht jetzt nicht mehr darum, eine oder zwei Minuten zu meditieren, sondern mindestens fünf Minuten aktiv zu meditieren. Wichtig ist, dass man sich stets auf seine Atmung konzentriert und versucht, sich so gut wie möglich auf sich selbst zu konzentrieren. Fünf Minuten sind - und das wissen vor allem Anfänger - ein nicht zu unterschätzendes Zeitfenster. Fünf Minuten können einem zu Beginn relativ lang erscheinen. Wichtig ist, dass man sich einen Wecker stellt, damit man weiß, wann die fünf Minuten vorbei sind.

Die Meditationszeit kann dann Schritt für Schritt erhöht werden. Aus den fünf Minuten können in weiterer Folge zehn Minuten werden. Das sollte auch das Ziel sein, das man erreichen will. Wer es schafft, tagtäglich 10 Minuten zu meditieren, befindet sich auf einem ausgesprochen guten Weg.

Sie werden bemerken, dass Ihnen das Meditieren immer leichter fallen wird. Irgendwann werden die Gedanken, die Sie zu Beginn so stark „bekämpft" haben, damit Sie nicht in den Mittelpunkt der Konzentration rücken, einfach vorbeiziehen. Sie werden spüren, dass Sie sich immer besser auf Ihren Atem konzentrieren können. Selbst Störfaktoren, so beispielsweise der bellende Hund im Garten, werden Sie wohl nicht mehr so schnell aus der Ruhe bringen. Das war vor Wochen, als Sie mit der Meditation begonnen haben, noch undenkbar.

Die Mantram-Konz-Meditation

Fortgeschrittene, die sich für die Mantram-Konz-Meditation interessieren bzw. diese einmal ausprobieren wollen, benötigen: ein Mantram, ein Mudra, ein Asana, bequeme Kleidung sowie einen geeigneten Meditationsort (je nach Asana also mindestens eine Decke oder einen Stuhl), einen Wecker sowie eine mindestens 20 Perlen lange Perlenkette.

Wer sich erst seit geraumer Zeit für die Mantram-Konz-Meditation interessiert, sollte bei der Perlenkette zu Beginn eine Markierung anbringen. Das könnte eine größere Perle oder aber auch ein Knoten sein. Das heißt, hier wird ganz klar ein Unterschied erkennbar, der sodann als Anfang dient. Der Vorteil, wenn man einen spürbaren Anfang schafft? Man muss sich nicht die Zahl der Unterbrechungen merken, sondern kann nach dem Ende der Meditation die Perlen zählen, die bei jeder einzelnen Unterbrechung weitergeschoben worden sind. Mit dieser Taktik wird somit verhindert, dass im Rahmen dieser Meditationsübung nicht die Frage, wie viele Unterbrechungen wurden gezählt, im Mittelpunkt steht, sondern man weiterhin die volle Konzentration in Richtung Mantram lenken kann.

Wollen Sie diese bestimmte Art der Meditation erlernen, so ist es wichtig, dass Sie an fünf Tagen in der Woche für mindestens 30 Minuten Zeit haben. Jedoch wäre es besser, 60 Minuten Zeit zu haben, um auch entsprechende Fortschritte bemerken zu können. Beachten Sie bitte, dass es nicht ratsam ist, weniger als 30 Minuten/Tag bzw. an weniger als fünf Tagen zu meditieren. Wird die Minimalgrenze, die eben bei 5 Tagen sowie 30 Minuten liegt, unterschritten, darf man sich keine Erfolge erwarten. In diesem Fall sollten Sie sich für eine andere Meditationsübung interessieren.

Tipp: Bei dieser Art der Meditationsform ist es durchaus ratsam, das Mantram still im Geiste vor sich herzusagen oder laut auszusprechen -

es genügt nicht, wenn Sie singen oder das Mantram vibrieren.

Sind Sie bereit?

Zu Beginn bereiten Sie alles vor, was für die Meditationsübung benötigt wird. Schlüpfen Sie also in bequeme Kleidung und suchen Sie Ihren persönlichen Meditationsort auf. Zudem ist es wichtig, dass Sie den Wecker stellen, damit dieser nach Ablauf der Meditationszeit das Ende signalisiert. Da heute jedes Smartphone mit einer Wecker- bzw. Timer-Funktion ausgestattet ist, mag es somit keine Schwierigkeit sein, ein gewünschtes Zeitfenster „zu programmieren".

Begeben Sie sich dann in Ihr Asana. Mit einer Hand nehmen Sie sodann die Mudra ein. Die

Perlenkette halten Sie in der anderen Hand. Zu Beginn wird die Perlenkette am Anfangspunkt gehalten - und zwar wird die erste Perle mit dem Daumen sowie Zeigefinger festgehalten. Nun schließen Sie Ihre Augen.

Jetzt können Sie beginnen, das Innere Ihres Körpers zu spüren. Tauchen Sie nun in sich selbst ein. Atmen Sie tief durch. Achten Sie darauf, dass Ihre Muskulatur locker wird. Sie sind entspannt.

Haben Sie diesen Zustand erreicht, so beginnt die Meditation. Starten Sie mit der Start-Affirmation (Beispiel: „Ich beginne jetzt meine Meditation und werde alle anderen Gedanken im Alltag zurücklassen"). Nun beginnen Sie mit dem Mantram. Wiederholen Sie das Mantram - immer und wieder.

Bemerken Sie eine Unterbrechung, müssen Sie mit dem Daumen um eine Perle weiterrücken. Gedanklich sagen Sie: Unterbrechung. Es gibt auch die Möglichkeit, ein anderes Wort zu wählen, was signalisieren soll, dass Sie eine Perle weitergerückt sind. Wichtig ist nur, dass dieses Wort nicht zu lange ist. Jetzt nehmen Sie das Mantram neuerlich auf und versuchen es im Fokus der Aufmerksamkeit zu haben. Sie konzentrieren sich also nur auf das Mantram.

Sobald der Wecker signalisiert, dass die Zeit abgelaufen ist, sollte der Körper angespannt werden. Nun sagen Sie laut (oder auch im Gedanken), dass die Meditation beendet wird und Sie in den Alltag zurückkehren.

Beenden Sie nun das Asana. Strecken Sie sich, damit der Kreislauf wieder in Schwung kommt.

Worauf zu achten ist, damit diese Meditationsform auch zum Erfolg führt

Wenn Sie sich für diese Art der Meditation bereit fühlen, so beachten Sie bitte, dass es sich doch um eine nicht zu unterschätzende Herausforderung handelt, wenn man sich 30 (oder 60) Minuten auf eine einzige Sache konzentrieren muss - und das, ohne unterbrochen zu werden. Denken Sie an Ihre Zeit als Anfänger zurück. Zu Beginn war es kaum vorstellen, eine oder zwei Minuten, geschweige denn fünf Minuten zu meditieren. Nun soll das eine Stunde funktionieren?

Mit den nachfolgenden Tipps und Tricks steigern Sie die Wahrscheinlichkeit, dass die Meditation zum Erfolg führt. Bemerken Sie, dass die Meditation nicht für die gewünschte Wirkung sorgt, so achten Sie auf Ihren Körper - sind Sie vielleicht zu müde, wenn Sie mit der Meditationsübung beginnen? Denn Müdigkeit wie Trägheit können sehr wohl zum Problem werden - das heißt, man muss sich selbst ein wenig aufwecken bzw. in die richtigen Bahnen lenken.

Duschen Sie kalt. Eine kalte Dusche hilft Ihnen, wieder munter zu werden.

Während der Meditation eignet es sich, das Mantram schneller zu rezitieren oder besonders laut auszusprechen. Sie können aber auch besonders präzise wie klar artikulieren, sodass Sie sich stärker auf das Mantram konzentrieren müssen.

Bei jeder Unterbrechung ist es übrigens ratsam, dass man die Meditation beendet, kurz aufsteht, sich dann wieder hinsetzt und von vorne beginnt - inklusive der Start-Affirmation. Sie können es auch mit scharfen wie anregenden Gerüchen versuchen - Räucherstäbchen können durchaus eine Unterstützung sein.

Stellen Sie fest, dass es nicht möglich ist, Ihre Sorgen, bald zu lösende Schwierigkeiten wie Probleme oder Alltagsgedanken loszuwerden, da sich diese immer wieder während der Meditation in den Vordergrund rücken, so verhindert das natürlich den Erfolg der Meditationsübung.

Achten Sie darauf, dass Sie im Zuge der Einstimmung, also noch bevor Sie die Start-Affirmation sprechen, alle drängenden und wichtigen Gedanken, die Sie Tag für Tag begleiten, in die Schatztruhe legen. Sie können den kleinen Quälgeistern ruhig versprechen, dass Sie nach der Meditation wieder genauso viel Aufmerksamkeit wie zuvor geschenkt bekommen. Jedoch nur, wenn man während der Meditation seine Ruhe hat, also sich die Quälgeister mit sich selbst beschäftigten. Ein sehr guter Trick, der durchaus dabei hilft, sofern man das Versprechen, das man den Sorgen wie Problemen gibt, auch einhält. Behandeln Sie Ihre Quälgeister wie Kinder - finden Sie einen Kompromiss, damit Sie ein paar Minuten Ihre Ruhe haben und nicht gestört werden.

Natürlich kann es zu Beginn auch vorkommen, dass Sie viel zu aufgeregt sind, weil Sie sich über eine Situation besonders stark ärgern mussten. Mitunter fühlen Sie sich auch unruhig und gestresst, sodass Sie schon im Vorfeld der Meinung sind, die Meditationsübung wird mit Sicherheit nicht funktionieren.

Auch hier gibt es paar Lösungsansätze, die unbedingt Berücksichtigung finden sollten:

Sprechen Sie das Mantram leiser oder langsamer bzw. in einem Tonfall, der etwa ein schreiendes Baby beruhigen könnte. Versuchen Sie so, sich auf eine neue Gefühlsebene zu begeben. Beruhigen Sie sich also so, als würden Sie ein Baby beruhigen wollen. Wichtig ist, dass Sie liebevoll mit sich selbst umgehen, weil Sie jetzt eine sanfte Behandlung benötigen, um ruhiger zu werden.

Sie können es natürlich auch mit sanften Gerüchen versuchen, die sie mit Räucherstäbchen erzeugen.

Tipp: Sie können vor der Meditation auch etwas unternehmen, was Ihnen besonders viel Freude bereitet und dafür sorgt, dass Sie wieder gute Laune bekommen.

Und wenn alles nicht so funktioniert, wie Sie sich das vorstellen, dann atmen Sie für fünf Minuten tief ein und aus. Auch so können Sie versuchen, sich zu beruhigen, damit die Meditationsübung zum gewünschten Erfolg führt.

Natürlich gibt es noch mehr Tipps und Tricks, wie man sich selbst beeinflusst, um sodann bessere Laune zu bekommen bzw. den Alltag ein wenig hinter sich lassen zu können, damit man eine erfolgreiche Meditationseinheit schafft. Mitunter sind es auch sehr persönliche Rituale, die einem dabei helfen, auf andere Gedanken zu kommen bzw. letztlich dafür sorgen, dass man sich für die Meditation bereit fühlt.

Wie die Mantram-Konz-Meditation funktioniert

Wird diese Form der Meditation regelmäßig geübt, so wird man mit der Zeit natürlich Fortschritte bemerken. So werden Sie mitunter feststellen, dass Sie in der Lage sind, sich besser konzentrieren zu können. Und das auch außerhalb Ihrer Meditationsübungen.

Ein positiver Nebeneffekt, der vermutlich schon nach wenigen Wochen beobachtet werden kann: Sie werden in der Lage sein, sich länger, einfacher sowie auch müheloser mit komplexen oder sehr schwierigen Themen auseinandersetzen zu können - aufgrund der Tatsache, dass Sie sich besser konzentrieren können, werden Sie in der Lage sein, Herausforderungen leichter lösen zu können. Das liegt auch an der gestiegenen Stresstoleranz. Haben Sie sich vor wenigen Monaten noch über Kleinigkeiten aufgeregt, so werden Sie bemerken, dass es fast immer nur Nichtigkeiten waren, die Sie aus der Ruhe gebracht haben.

Sie werden auch im Alltag schneller bemerken, wann es Konzentrationsprobleme gibt. So beispielsweise, wenn Sie sich mit anderen Menschen unterhalten, die scheinbar stets den roten Faden verlieren - Sie werden in der Lage sein, diesen wieder aufzunehmen, damit sich das Gespräch weiterhin in die gewünschte Richtung entwickelt.

Zudem werden Sie bemerken, dass Geist und Körper lockerer und entspannter geworden sind. Auch das macht sich im Alltag positiv bemerkbar. Sie werden zudem weniger Schlaf benötigen, sind aber trotzdem ausgeruht und fit. Sie fühlen sich besser, leichter sowie fitter.

Es sind einige positive Veränderungen, die mit der Meditation erreicht werden können. Und genau jene Erfolge sind es am Ende auch, die dazu führen, dass man gerne und auch regelmäßig meditiert. Das kann gut und gerne auch mit dem Sport verglichen werden. Wer trainiert und bemerkt, dass das Gewicht weniger wird, dafür die Bauchmuskeln immer mehr werden, hat viel mehr Freude an den Übungen - wichtig ist nur, dass die ersten Wochen, die besonders hart sind, weil man hier auch keine Erfolge bemerkt, überstanden werden.

Für Kinder

Wie bereits erwähnt, ist es wichtig, ruhig und ungestört seine Meditationsübungen erledigen zu können. Doch wer ein Kind hat, der weiß, dass das gar nicht immer so einfach ist. Oftmals mag es schon schwer sein, 5 bis 10 Minuten für sich zu haben, ohne, dass der Nachwuchs ins Zimmer kommt und eine Frage stellt - etwa, wann das Mittagessen fertig ist.

Natürlich kann man auch mit dem Kind meditieren bzw. dafür sorgen, dass es ein paar Übungen durchführt, sodass es tagsüber bzw. vor dem Zubettgehen ruhiger wird. Denn vor allem kleinere Kinder sind oft aufgekratzt und nervös. Mit den passenden

Entspannungsübungen kann man seinen Nachwuchs aber beruhigen.

Wichtig ist, dass man die Übungen in regelmäßigen Abständen wiederholt. Kinder sollten hier eine Routine entwickeln. So kann sich auch eine schnellere Tiefenentspannung einstellen. Die sodann entstehende Ruhe hilft nicht nur Ihnen, sondern auch Ihrem Kind.

Zudem geht es auch darum, dass man das Kind einzubinden versucht, um in weiterer Folge selbst meditieren zu können. Denn oftmals ist es besser, gemeinsam mit dem Kind zu arbeiten, als stets darauf achten zu müssen, einen Zeitpunkt zu wählen, an dem das Kind nichts von einem braucht. Bei größeren Kindern, Teenagern etwa, ist es mitunter schon eine Spur einfacher zu sagen, man will jetzt 30 Minuten ungestört sein - bei einem

Vierjährigen mag das schon eine Spur schwieriger sein.

Erste Übung: Mit Meditationsvideos ruhiger werden

Im World Wide Web finden sich unzählige Meditationsvideos. Hier kann Ihr Nachwuchs einer sehr beruhigend wirkenden Stimme zuhören. Fast immer werden kurze Geschichten erzählt, wobei es auch Videos gibt, in denen nur beruhigende Musik zu hören ist. Um das passende Video für Ihr Kind zu finden, sollten Sie ausprobieren, ob der Nachwuchs mehr auf die Musik reagiert oder durch die Geschichten ruhiger wird.

Wichtig ist, dass man die Übungen zu Beginn gemeinsam macht, sodass man auch in

Erfahrung bringt, welche Art von Meditationsvideo den größten Einfluss auf das Kind hat.

Zweite Übung: Atmen wie ein Gorilla

Wer unter Stress steht oder besonders angespannt ist, wird bemerken, dass auch die Atmung oberflächlicher wird. Hier kann man mit gezielten Atemübungen arbeiten und so das Kind wieder beruhigen. Wichtig ist, dass man tief in den Bauch atmet. Jedoch gibt es auch die Alternative, dass sich Ihr Kind vorstellt, ein Gorilla zu sein. Der Gorilla atmet immer tief ein und brüllt dann beim Ausatmen bzw. schlägt sich mit den Fäusten auf den Brustkorb. So kann der gesamte Körper gelockert werden. Und das Brüllen sorgt in weiterer Folge für ein Lösen der mentalen

Anspannung. Wenn Sie also merken, dass Ihr Kind Probleme hat, sich zu entspannen, so hilft es mitunter weiter, wenn man die Gorilla-Taktik versucht.

Dritte Übung: Die 60 Sekunden-Hüpf-Übung

Eine sehr schnelle wie auch ausgesprochen effektive Art, damit man Stress abbauen kann? Bewegung. Vor allem unruhige Kinder, die keine fünf Minuten ruhig auf dem Stuhl sitzen können, werden ruhiger, wenn sie sich schon einmal richtig austoben dürfen. Nachfolgende Übung ist geeignet, wenn man will, dass das Kind die überschüssige Energie abbaut.

Nun stellt sich Ihr Kind hin und hüpft für 60 Sekunden auf der Stelle. Dabei ist es wichtig, locker zu hüpfen. Schlussendlich muss man die 60 Sekunden hüpfen auch einmal körperlich durchhalten - Ihr Kind wird merken, dass das vielleicht gar nicht so einfach ist, wie es zu Beginn gedacht hat. Nach der Minute bleibt Ihr Kind stehen und lässt die Schultern 30 Sekunden lang nach vorne bzw. 30 Sekunden nach hinten rollen. Jetzt geht es wieder los: Neuerlich wird für eine Minute gehüpft - dabei werden Schultern, Hände wie Arme geschüttelt. Nach der Minute bleibt das Kind wieder ruhig stehen. Nun wird für eine weitere Minute der Kopf ganz langsam von rechts nach links bzw. von links nach rechts gerollt. Am Ende der Übung wird neuerlich 60 Minuten lang gesprungen - und zwar wieder so, dass Arme, Hände wie Schultern geschüttelt werden.

Vierte Übung: Die Muskelentspannung

Hier werden die unterschiedlichen Muskelpartien einmal angespannt, dann in weiterer Folge wieder gelockert. So ist es möglich, in den gewünschten Zustand der Tiefenentspannung zu kommen.

Beispiel: Das Kind soll die linke Hand zu einer Faust formen und diese dann nach zehn Sekunden wieder öffnen - danach wird dieselbe Übung mit der rechten Hand gemacht. Also wieder eine Faust geformt, die dann nach zehn Sekunden wieder geöffnet wird. Während dieser Übung können Sie Ihrem Kind auch eine Geschichte vorlesen. Wichtig ist, dass die Geschichte sehr wohl auch eine Anleitung darstellt, wann und wie sich der Nachwuchs entspannen soll bzw. welche Übungen (Faust mit der linken bzw. rechten Hand formen) zu absolvieren sind. Sie können im Internet gezielt nach derartigen Entspannungsgeschichten Ausschau halten oder sich selbst eine passende Story einfallen lassen.

Fünfte Übung: Das Wellenatmen

Auch hier muss sich Ihr Kind bequem auf den Rücken legen. Nun wird langsam durch die Nase eingeatmet. Dabei achtet man darauf, wie eine Welle zu sein. Man bäumt sich also langsam auf. Während der Aufbäumungsphase zählt man dann langsam bis sechs. Jetzt hat die Welle den höchsten Punkt erreicht. Das Kind muss nun die Luft anhalten. Und zwar drei Pulsschläge lang. Jetzt bricht die Welle zusammen und das Kind kann durch den Mund stoßweise ausatmen. Diese Übung kann mehrmals wiederholt

werden und sorgt dafür, dass Ihr Nachwuchs
eine Spur ruhiger wird.

Sechste Übung: Mit Grimassen arbeiten

Bei dieser Übung hält sich Ihr Kind die Hände
vor sein Gesicht und schließt danach die
Augen. Nun atmet das Kind tief ein. Und zwar
so tief, dass sich der Bauch leicht wölbt. Jetzt
wird die Luft angehalten. Nun langsam wieder
ausatmen. Während des Ausatmungsprozesses
sollte das Kind an eine schöne Erinnerung
denken. Nach fünf Atemzügen kann Ihr Kind
nun Grimassen hinter den Händen machen. So
kommt es zu einer Lockerung wie
Entspannung der Gesichtsmuskulatur. Aber
nicht nur die Gesichtspartien werden gelockert
- die Grimassen sorgen für eine Lockerung der
gesamten Körpermuskeln.

Siebte Übung: Den Steinen zuhören

Das mag zwar im ersten Moment merkwürdig erscheinen, ist aber eine sehr beliebte Übung. Sammeln Sie mit Ihrem Kind gemeinsam ein paar Steine am Teich oder See und werfen Sie diese dann in das Wasser. Während die Steine in das Wasser fliegen, ist es wichtig, dass Ihr Kind genau zuhört, wie unterschiedlich die Steine beim Durchbrechen der Wasseroberfläche klingen. So machen große Steine andere Geräusche als kleinere Steine.

Danach kann sich Ihr Kind mit dem Rücken zum Wasser setzen und die Augen schließen. Nun sind Sie an der Reihe: Werfen Sie die Steine nacheinander ins Wasser - Ihr Kind muss erraten, ob es sich um einen großen oder kleinen Stein gehandelt hat, der ins Wasser geworfen wurde. So kann man die Konzentrationsfähigkeit verbessern.

Achte Übung: Yoga

Yoga hilft nicht nur Erwachsenen: Selbst Kinder werden bei Ausführung der unterschiedlichen Figuren ruhiger werden - vor allem ist es auch hilfreich, um die Muskulatur zu lockern, da nämlich ein Wechsel aus Anspannung wie Entspannung einen positiven Einfluss auf den gesamten Körper hat.

Neunte Übung: So stark wie ein Baum

Bei dieser Übung stellt sich Ihr Nachwuchs mit seinen beiden Füßen fest am Boden. Nun ist die Vorstellungskraft gefragt: Ihr Kind stellt sich vor, es sei ein Baum, der ganz langsam vom aufkommenden Wind bewegt wird. Der Wind wird aber immer stärker. Auf einmal ist es schon mehr ein Sturm. Die Bewegungen werden also heftiger. Das Kind soll versuchen, sich so stark wie möglich vom Sturm bewegen zu lassen. Wichtig ist, dass es aber mit den Füßen am Boden bleibt - sich also nicht entwurzeln lässt. Der Wind lässt mit der Zeit nach. Er flacht sogar ab - und die Bewegungen hören auf.

Zehnte Übung: Die stille Übung

Diese Meditationsübung ist hervorragend, um jüngere Kinder ruhiger werden zu lassen. Denn wir wissen, dass junge Kinder oft sehr aufgedreht und nervös sind. Haben Sie ein sehr unruhiges Kind daheim, so können Sie es einmal mit dem nachfolgenden Satz versuchen: „Du bist jetzt eine kleine Katze. Die kleine Katze ist sehr aufgeregt, weil sie da einen Schmetterling gesehen hat, der rund um die Blumen fliegt. Aber die kleine Katze weiß nicht, was sie machen soll. Daher steht sie nur da und beobachtet den Schmetterling. Sie atmet tief ein. Dann atmet sie wieder tief aus. Sie konzentriert sich jetzt auf den Flügelschlag des Schmetterlings. Das Kätzchen bleibt ganz ruhig. Dann atmet sie noch tiefer ein und aus. Jetzt setzt sie sich in das Gras. Sie sieht noch immer dem Schmetterling zu. Doch als sie im Gras liegt, fliegt der Schmetterling weg.“

Mit dieser Geschichte, die relativ einfach zu merken ist, wobei hier statt der Katze und dem Schmetterling natürlich andere Tiere eingefügt werden können, kann man das Kind auf eine Fantasiereise schicken und in weiterer Folge dafür sorgen, dass es eine Spur ruhiger wird.

Elfte Übung: Mit Mandalas arbeiten

Bei Mandalas handelt es sich um Kreisbilder, die vor allem deshalb so außergewöhnlich sind, weil hier einer bestimmten Regelmäßig wie auch Struktur gefolgt wird. Zu beachten ist, dass die Mandalas immer auf den Mittelpunkt ausgerichtet sind. Das heißt, wenn Mandalas von Ihrem Kind ausgemalt werden, so ist es wichtig, dass es sich an die klaren Strukturen hält, die hier vorgegeben werden. Man wird es vielleicht zu Beginn nicht glauben, aber das Ausmalen von Mandalas kann das Kind sehr wohl beruhigen. Vor allem auch deshalb, weil sich das Kind hier keine neuen Übungen ausdenken muss, sondern einem vorgegebenen Muster folgen kann.

Zwölfte Übung: Das Kind auf eine Reise schicken

Bei dieser Übung darf sich Ihr Kind auf den Rücken legen. Nun schließt es die Augen. Jetzt können Sie Ihrem Nachwuchs eine Entspannungsgeschichte erzählen. Entweder suchen Sie im Internet nach einer passenden Geschichte oder lassen sich, sofern Sie Übung bei solchen Geschichten haben, selbst eine Story einfallen. Wichtig ist, dass sich Ihr Kind alles bildlich vorstellen kann. Das heißt, Sie sollten darauf achten, sehr beschreibend zu erzählen. Ihr Kind kann so auf eine Fantasiereise geschickt werden.

Am Ende ist es wichtig, dass die Gedanken
Ihres Kindes wieder in die Realität
zurückgebracht werden. Das heißt, Sie
schicken das Kind auf eine Traumreise,
achten aber darauf, dass Sie es auch wieder
zurückholen und nicht selbst zurückkehren
lassen.

Jetzt sind Sie an der Reihe

Sie haben nun nicht nur hinter die Kulissen geblickt, sondern auch einige Übungen präsentiert bekommen, die Sie jederzeit durchführen können. Denken Sie daran, dass dieser Ratgeber eine Art Werkzeug ist, damit Sie daran arbeiten können, ab dem jetzigen Tag ein besseres Leben zu führen. Meditation ist keine Hexerei, sondern tatsächlich die Möglichkeit schlechthin, um seine Lebensqualität zu verbessern. Sie dürfen kritisch sein, aber nicht abweisend - versuchen Sie es einfach, auch dann, wenn Sie mitunter noch nicht zu 100 Prozent überzeugt sind, dass die Meditation zum Erfolg führt.

Ganz egal, ob Sie ein Anfänger sind oder Sie schon zu den Fortgeschrittenen vorgedrungen sind - Sie dürfen nie vergessen, welche Auswirkungen die Meditationsübungen haben.

Vor allem auch im Bereich der Lebensqualität. Denn wer sich besser konzentrieren kann, der hat schon einen enormen Vorteil - heute wird man nämlich stets abgelenkt, sodass es schwierig ist, sich für einen längeren Zeitraum auf nur eine Sache konzentrieren zu können. Das kann aber Ihr persönlicher Pluspunkt werden.

Wobei es auch darum geht, ein paar Dinge mit anderen Augen zu sehen. Was Sie vielleicht vor Jahren noch aufgeregt hat, kann durch die

Meditation zu einer Nichtigkeit geworden sein, sodass Sie heute darüber lächeln können.

Denken Sie aber auch daran, dass es nicht immer gleich so funktionieren muss, wie Sie sich das vielleicht vorgestellt haben. Achten Sie darauf, sich nicht selbst zu viel Stress zu machen - der Erfolg kommt mit der Zeit. Sehr wohl liegt es „am falschen Ort", an der „nicht geeigneten Technik" oder auch am selbstaufgebauten Druck, der den Erfolg verhindert.

Doch Sie wissen, welche Tipps und Tricks es nun gibt, damit man mit der Meditation den gewünschten Erfolg verbuchen kann.

Ich wünsche Ihnen viel Erfolg und vor allem Freude beim Meditieren.

Marianne Springwasser

Übrigens freue ich mich sehr, wenn Sie dem Buch eine Rezension hinterlassen. ☺

Über die Autorin

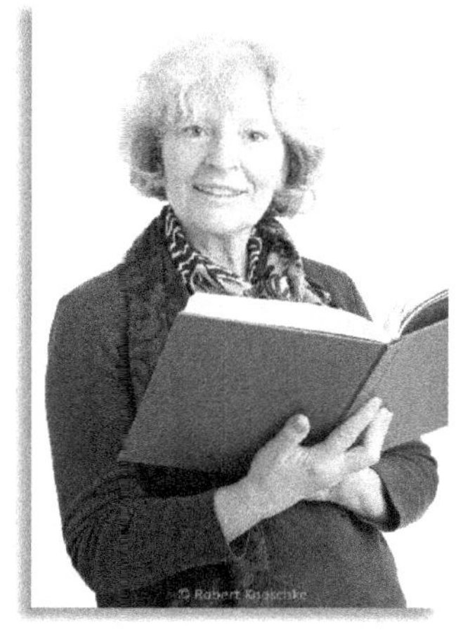

Marianne Springwasser wurde 1955 in Bonn geboren. Nach ihrem Abitur konnte sie von der Schule wohl nicht genug kriegen und studierte Deutsch, Naturwissenschaften und Latein auf Lehramt und schaffte es binnen vier Jahren zur stellv. Schulleiterin und sechs Jahre später zur ersten Schulleiterin an einem Münchener Gymnasium.

Die jetzige Schulleiterin i.R. entdeckte schon früh ihre Leidenschaft für das Reisen wie Schreiben.

Ihr Spezialgebiet umfasst die Persönlichkeitsentwicklung wie Bewegung und Gesundheit, dessen Wissensinhalte sie sich durch ständige Weiterbildung und auch aufgrund von diversen prägenden Auslandsaufenthalten in Asien, Afrika und Amerika, annahm.

Alle Ratschläge in diesem Buch wurden vom Autor und vom
Verlag sorgfältig erwogen und geprüft. Eine Garantie kann
dennoch nicht übernommen werden. Eine Haftung des Autors
beziehungsweise des Verlags für jegliche Personen-, Sach- und
Vermögensschäden ist daher ausgeschlossen.

MEDITATION – Entspannung und Fokus

Wie Sie Ihre innere Ruhe finden, Lebensenergie schöpfen und
disziplinierter werden. Meditationsübungen für Gelassenheit
und Selbstheilung

Für Fragen und Anregungen:
LGACommerce@web.de
Auflage 2020

9 798635 552520 3